DE L'HÉMOSPASIE.

RECUEIL DE MÉMOIRES SUR LES EFFETS THÉRAPEUTIQUES

DE CETTE MÉTHODE DE TRAITEMENT,

Par T. JUNOD,

Docteur en médecine de la Faculté de Paris, spécialement attaché aux hôpitaux du département de la Seine, lauréat de l'Institut de France (Académie des Sciences), membre de plusieurs sociétés savantes.

PARIS,

Chez l'Auteur, rue Basse-du-Rempart, 50,

Et chez J.-B. BAILLIÈRE, 17, rue de l'École-de-Médecine.

1850

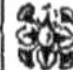

DE L'HÉMOSPASIE.

Recueil de Mémoires sur les Effets thérapeutiques de cette méthode de traitement.

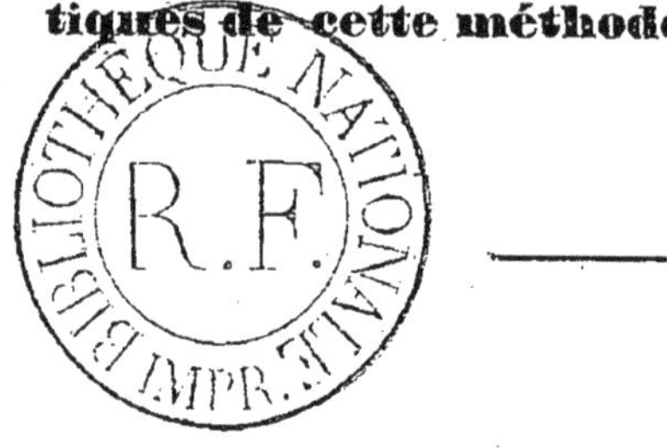

—

Les nombreux succès que compte déjà l'*hémospasie* (1), les récompenses académiques que cette méthode a obtenues (2) ne pouvaient que nous encourager à étendre la série de nos recherches et de nos travaux ; aussi le moment est venu de réunir et de publier divers mémoires, dans lesquels sont exposés les avantages de cette méthode de traitement On sait aujourd'hui que la puissante dérivation que produit la *grande ventouse* peut être utilisée dans la plupart des conditions patho-

---

(1) αιμα sang, σπαειν attirer, σπσις action d'attirer.

(2) Dans sa séance annuelle du 21 août 1835, l'Académie des Sciences nous a honoré d'un prix Montyon.

1850

logiques, soit comme principal moyen, soit comme auxiliaire. Pour le démontrer, il suffit de réunir les documents que nous a fournis une longue et consciencieuse étude clinique dans les hôpitaux. Le temps nous a manqué pour donner à ce travail le caractère d'un véritable traité théorique et pratique de l'*hémospasie*. Mais, dès aujourd'hui, les applications de notre méthode ont pris une telle extension, son efficacité a été tellement reconnue, si hautement proclamée par un grand nombre de praticiens, que c'est un devoir pour nous de ne négliger aucun moyen de la propager et d'en vulgariser l'emploi.

C'est dans ce but que nous offrons au public médical les derniers mémoires que nous avons eu l'honneur de lire à l'Académie des sciences, et que nous avons réunis en un seul volume.

Nous avons cru utile de les ranger dans l'ordre que leur assigne leur objet même et non dans celui de leurs dates : par leur importance, les saignées générales et locales devaient occuper le premier rang. Aussi, nous sommes-nous uniquement occupé, dans ce premier mémoire, de signaler les inconvénients et le danger de leur emploi trop répété.

Le deuxième mémoire est consacré à l'examen des résultats fâcheux que provoquent souvent les

agents les plus énergiques de la thérapeutique interne. Le même examen nous a conduit à adresser
les mêmes reproches aux stimulants les plus usités
à l'extérieur. C'est le sujet du troisième mémoire.

Ainsi, ces trois premiers mémoires ne sont que
l'appréciation critique, à un point de vue général,
de divers agents de la médication antiphlogistique,
de la médication substitutive interne et externe,
mise en parallèle avec l'*hémospasie*.

Sous nos yeux mêmes, depuis quelques années,
il s'est produit une réaction salutaire contre la médication spoliative, dont les saignées générales et
locales, rapprochées à de courts intervalles, sont,
sans contredit, les plus actifs comme les plus redoutables agents.

Broussais lui-même a signalé le premier les pé-
rils de la spoliation systématique. Aujourd'hui, il
n'est pas un praticien exercé, un clinicien en re-
nom, un auteur classique qui ne découvre et qui
ne montre dans la même méthode les mêmes inconvénients.

Malheureusement, par une instabilité fort à la mode
de notre temps, l'expérience et la raison n'ont pas
encore pu l'emporter sur la routine ; et, malgré la
pénurie des moyens actifs, les plus énergiques sont
souvent négligés ; on redoute ce qui n'est pas encore en usage.

Le quatrième et le cinquième mémoire sont con-
sacrés à quelques observations de pathologie interne et externe. Deux circonstances récentes et
désastreuses nous en ont fourni les éléments : les
fatales journées de juin 1848, l'épidémie du cho-
léra qui a sévi si cruellement sur la capitale et sur
quelques départements en 1849.

Après la lecture de ces faits, il n'est pas un médecin expérimenté qui ne puisse, par analogie,
déduire les nombreuses applications de notre méthode et les rattacher aux cas les plus fréquents
et les plus variés.

Sans doute, sur ce point, la lumière s'est déjà
faite. Il n'est pas un traité élémentaire de médecine
ou de chirurgie, un manuel opératoire, où notre
procédé ne soit indiqué, décrit ; tous font mention
d'une foule de circonstances où son emploi a été
couronné par le succès. Dans les journaux français
et étrangers, les travaux se sont multipliés sur le
même objet. Tout récemment encore, en Allema-
gne, plusieurs traductions ont reproduit les résultats que nous avons signalés en France et les appré-
ciations de la critique.

Malgré cette publicité étendue, nous avons pensé
que ce recueil, si restreint que fût son cadre, réali-
serait ce double avantage, d'éviter à plusieurs
des recherches souvent pénibles et de faire con-

naître à quelques-uns des faits encore ignorés.

Enfin, pour compléter notre travail, nous y avons ajouté, avec des documents à l'appui, un mémoire spécial adressé aux administrations des hôpitaux de France, sur l'*immense économie* qui résulterait de la substitution de notre système de *grande ventouse* à l'emploi si coûteux des sangsues.

Il y aurait un tableau déchirant à tracer de l'influence pernicieuse qu'exerce la misère sur le traitement d'un grand nombre de personnes peu aisées. Combien succombent à des maladies aiguës, parce que le secours n'a pas été assez prompt! Combien, pour éviter la dépense de quelques sangsues, alors qu'une dérivation rapide et considérable est impérieusement et instantanément réclamée, se condamnent aux lenteurs et aux tortures de moyens sans énergie et sans efficacité? De là ces redoutables maladies chroniques qui, en rendant le travail impossible, conduisent trop souvent au tombeau d'infortunés artisans, de pauvres laboureurs!

En présence d'une situation si déplorable, c'était un devoir, et nous n'avons pas hésité à le remplir, d'attirer de nouveau l'attention sur la *méthode hémospasique*. Nous avons la ferme confiance que notre voix sera entendue de nos confrères qui sont les médecins des pauvres dans les hôpitaux

et des administrateurs des établissements de bien-
faisance.

Puisse cette espérance n'être pas déçue et s'ac-
croître dans l'avenir, en raison de la persévérance
de nos efforts!

AVANT-PROPOS.

Il est maintenant bien reconnu que les véritables conquêtes de la médecine sont celles de la *thérapeutique*, puisque guérir ou soulager est le but de notre art. *Aussi, dès l'instant qu'un moyen, jugé utile, est appliqué à la guérison des maladies, il y a* PROGRÈS, *et il n'est que là.* Toutefois, il est nécessaire que ce moyen ait une importance réelle; qu'il soit actif, énergique, calculable dans ses effets, constant dans ses résultats, d'un emploi facile et varié. Il faut, en outre, qu'il ait été examiné avec soin, comparé avec d'autres moyens analogues; en un mot, passé au *crible* de l'expérience, et d'une expérience réitérée.

L'application en grand sur l'économie du vide et de la compression atmosphérique présente, en effet, une méthode thérapeutique, dont l'action est d'autant plus énergique que la cause elle-même, ou l'agent a une force d'action plus considérable, force tout à fait à la disposition du praticien. Plus on y réfléchira et plus on conviendra de la vérité de ce fait. *C'est la puissance de révulsion et de dérivation* portée en médecine à un point *inconnu* jusqu'à l'époque de cette découverte. Or, les faits et les résultats ont toujours répondu aux prévisions et à la conception première.

Le corps humain, on le sait, plongé dans une immense atmosphère, où il vit, où il respire, supporte un poids évalué à *trente-six mille* livres. Cette compression salutaire maintient les fluides de l'économie dans une direction et une circulation normales, mais il faut que cette compression soit constante et uniforme; lorsqu'une seule partie du corps y est soustraite, tout aussitôt le sang et les autres fluides y affluent, y abondent, en abandonnant le reste de l'économie. De là résulte une dérivation sanguine et humorale plus ou moins rapide et énergique. Tel est le grand principe de *dynamique vitale* que j'ai étudié par une observation assidue, par des faits et des recherches sans nombre; je ne crains pas de l'affirmer, c'est une phase *toute nouvelle* ouverte à l'art de guérir, car il ne s'agit point d'une théorie imaginaire, encore moins d'une hypothèse aventureuse, mais d'applications utiles et multipliées, de *réalités* pratiques ; enfin d'une méthode dont la base et les principes se manifestent par l'irréfragable logique des résultats.

En effet, à l'aide de notre appareil pneumatique, le médecin devient, pour ainsi dire, le dominateur de la circulation ; il imprime au sang un cours particulier, médicalement, utilement anormal ; il le diminue, il l'augmente, il l'accumule, il le maintient, et, selon les indications curatives, le force, pour ainsi dire, à saisir le but qu'on se propose d'atteindre. Ainsi, dans des cas pathologiques déterminés, déplacer le sang, à peu près dans telle quantité que l'on veut, le diriger où l'on veut, graduer les effets de ce moyen tout autant que l'on veut, y recourir aussi souvent que l'on veut, toujours *sans danger*, toujours *sans douleur*, sans crainte d'accidents immédiats ou ultérieurs : tel est, en peu de mots, le résultat de la méthode hémospasique. Or, qu'on nous dise une puissance médicatrice, un agent thérapeutique à la fois plus puissant et plus inoffensif, plus mobile ou plus persistant dans son action sur l'économie, plus facile à diriger, à maîtriser que celui dont nous nous servons avec tant de succès.

Tout praticien concevra maintenant les avantages précieux qu'on retire de l'application des appareils dus à mes recherches, et qui ont, dès aujourd'hui, un rang dans la science. Ce n'est jamais en vain qu'on opère en grand le vide ou la compression atmosphérique sur l'économie ; dès lors, on comprend qu'il n'y a point de méthode perturbatrice comparable à la méthode hémospasique, qui, dans peu d'instants, sans fatiguer l'organisme, sans l'épuiser, peut *attirer*, ainsi que son nom l'indique, une masse de sang et de fluides plus ou moins considérable sur une partie saine, et soulager d'autant les organes malades, siége de la congestion morbide. Une pareille méthode est d'ailleurs si positive, si rigoureuse, si bien appuyée par la connaissance des lois de la vie, par le raisonnement et l'expérience, qu'elle paraît avoir toute l'exactitude et la précision d'un théorème. Plus de deux cents observations recueillies dans les hôpitaux m'autorisent à croire que j'ai pu rallier l'évidence *rationnelle* à l'évidence *expérimentale*, preuve sans réplique de la vérité comme de l'efficacité de ma méthode.

présente circulaire, et en faire connaître les dispositions aux commissions administratives des hôpitaux de votre département.

« Recevez, monsieur le Préfet, l'assurance de ma considération très-distinguée.

« *Le ministre Secrétaire d'État au département de l'Intérieur,*

« T. DUCHATEL. »

————◄◦►————

Copie d'un Rapport sur un appareil à ventouses de M. Junod, adressé au Préfet maritime de Cherbourg, le 19 février 1848, par les membres du Conseil de santé.

Cet appareil s'est prêté convenablement à toutes les expériences auxquelles il était destiné par les intentions qui ont présidé à sa confection. Application commode et facile, solidité de construction, libre mouvement du mécanisme qui assure la régularité de son jeu; graduation facultative de ses effets : tels sont les principaux avantages qu'il réunit. Quant à sa solidité, elle est incontestable. La puissance et la rapidité avec lesquelles les déplacements des congestions sanguines s'accomplissent sous l'influence des aspirations qui résultent de l'apposition et de la manœuvre de cette grande ventouse, la rendent d'un emploi fort heureux dans plusieurs circonstances importantes de la pratique médicale. Cet appareil manquait à l'intervention thérapeutique. Le succès avec lequel il a été confectionné dans le modèle qui a été mis à notre disposition nous paraît à peu près complet.

En somme, nous pensons que l'emploi des grandes ventouses de M. Junod se recommande puissamment dans des circonstances graves, où la célérité de leur action peut conjurer les accidents les plus funestes, particulièrement chez les sujets pleins de vigueur, comme le sont la plupart de ceux admis pour le service de la flotte. En ajoutant que, dans bien des cas, ces ventouses peuvent suppléer à l'indication des évacuations sanguines, nous trouvons encore dans cette disposition un motif de plus pour désirer que leur usage soit adopté pour le service des hôpitaux, et même pour celui des bâtiments sur lesquels les localités permettent d'en placer.

Dans un nouveau rapport, en date du 11 décembre 1848, le même conseil ajoute : « La ventouse Junod, maintes fois employée avec avantage dans les cliniques de l'hôpital de Cherbourg, y a donné lieu à des résultats précieux, qui n'eussent pu être obtenus aussi heureusement par d'autres moyens. Leur application se lie généralement à des conditions de gravité morbide, qui parfois donneraient lieu de regretter d'être privé de cet appareil. Son mode d'emploi est simple et direct. Moyennant quelques précautions bien faciles à prendre, l'usage de cette ventouse ne peut être suivi d'aucun accident sérieux.

Rapport médical sur l'utilité de l'emploi de la ventouse dite Junod, adressé à M. le Ministre de la Marine, le 25 janvier 1849, par M. le Préfet maritime de Toulon.

Conformément à une dépêche ministérielle du 30 octobre 1848, le conseil de santé s'est livré à de nouvelles expériences pour constater une seconde fois les avantages de la ventouse inventée par le docteur Junod, et il lui reste démontré que cette ventouse produit des effets réels, incontestables, comme moyen puissant de révulsion; que son application est facile et ses résultats très-prompts. Les changements manifestes survenus dans la circulation générale et locale, lui permettent d'affirmer que la puissance congestive de la ventouse Junod est très-grande, et que la thérapeutique possède en elle un de ses agents les plus énergiques.

MINISTÈRE DE LA MARINE ET DES COLONIES. — DIRÉCTION DES SERVICES ADMINISTRATIFS. — BUREAU DES HÔPITAUX.

Rapport du Conseil de santé de Rochefort sur la ventouse Junod, adressé à M. le Ministre de la Marine, le 7 décembre 1846.

D'après les intructions contenues dans la dépêche ministérielle du 20 août dernier accompagnant l'envoi de la ventouse Junod, lesquelles enjoignaient de s'assurer de l'emploi de ce nouveau moyen de révulsion, en suivant les indications détaillées de l'auteur, des expériences suivies ont été faites à l'hôpital de la Marine sur quelques malades offrant diverses affections qui réclamaient la médication révulsive, et il est résulté de ces expériences :

1° Que la ventouse Junod est d'une application très–facile en suivant exactement l'indication fournie par l'auteur;

2° Qu'après l'action suffisamment prolongée de la pompe aspirante adaptée à la botte métallique, on obtient une injection très-remarquable des vaisseaux capillaires sanguins, de la partie soumise à l'expérience, d'où il résulte une révulsion énergique exempte d'accidents, les malades ne se plaignant en général que d'un picotement très–marqué pendant l'action de la pompe qui fait le vide ; en conséquence, et pour conclure, nous dirons qu'il est à désirer que ce moyen thérapeutique soit habituellement employé dans les cas pathologiques réclamant une prompte et énergique révulsion, qui, d'après les nombreuses attestations des médecins les plus distingués des hôpitaux de Paris, a amené les résultats les plus favorables dans un grand nombre d'affections diverses.

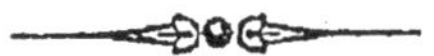

Apostilles adressées, en 1846, à Messieurs les Membres du Conseil général d'administration des Hôpitaux de Paris (1).

M. le docteur Junod rend de véritables services. L'application de la grande ventouse demande beaucoup de temps, et les hôpitaux perdraient singulièrement si l'on y était privé de ce secours, faute d'une indemnité convenable réclamée par M. le docteur Junod.

FOUQUIER.

Le procédé de M. Junod est très-utile et ne peut être remplacé par aucun autre dans certains cas. Je pense qu'il y aurait un inconvénient réel pour les malades à en être privés, et il serait à désirer que l'indemnité accordée à ce médecin pût être augmentée, si c'est pour lui une condition de continuer à employer son procédé dans les hôpitaux.

ANDRAL.

17 mars 1846.

Je me joins à tous mes honorables confrères pour appuyer la pétition de M. le docteur Junod. Ses demandes me paraissent parfaitement fondées, et je suis profondément convaincu par l'expérience qu'il est des cas nombreux où rien ne peut remplacer le moyen employé par M. Junod. Ce serait donc rendre une justice méritée à ce praticien que de lui accorder ce qu'il sollicite.

BOUILLAUD.

20 mars 1846.

(1) Nous ne publions ces apostilles qu'à l'appui du dernier mémoire, spécialement destiné aux administrateurs des établissements charitables.

La ventouse de M. le docteur Junod peut, en nombre de cas, remplacer les saignées et les sangsues, et il est des cas où elle est beaucoup plus avantageuse aux malades auxquels elle procure le bénéfice d'une émission sanguine sans l'inconvénient de la faiblesse qui en résulte. Il y a donc un double motif pour faire accueillir sa demande : l'économie et l'utilité.

MALGAIGNE,
Chirurgien de l'hôpital Saint-Louis.

L'usage des appareils employés par M. Junod est, dans certains cas, d'une incontestable utilité et préférable aux saignées et aux autres ventouses. J'ai moi-même souvent conseillé l'emploi de cette ventouse dans ma pratique, et il serait à désirer que l'administration des hôpitaux nous mît à même d'y recourir aussi souvent qu'il serait nécessaire.

A. TROUSSAU.
Paris, 26 mars 1846.

Je me joins bien volontiers à mes honorables confrères pour recommander M. le docteur Junod à MM. les membres du conseil, et je ne puis que répéter ce que j'ai dit l'année dernière, qu'il est une foule de cas où l'emploi de la ventouse Junod ne peut être remplacé par *aucun autre moyen.*

CRUVEILHIER.
Paris, le 26 mars 1846.

Je joins très-volontiers mes recommandations à celles de mes honorables collègues. Les effets de la ventouse de M. Junod ayant depuis longtemps acquis la plus haute influence dans le traitement d'un grand nombre d'affections, il y aura utilité à introduire ce puissant agent thérapeutique dans la pratique des hôpitaux.

A. BERARD.

J'appuie la demande de M. le docteur Junod, d'abord parce qu'elle est juste comme indemnité de son temps et de son travail; en second lieu, parce que le moyen dont il est l'inventeur est utile; enfin, parce que j'y trouve pour l'administration des hôpitaux un moyen économique de remplacer souvent des applications de sangsues.

Le docteur S. SANDRAS.

J'ai été à portée de voir les brillants résultats qu'on peut obtenir de l'application de la ventouse de M. Junod. Il est à désirer que le conseil géuéral mette ce moyen à la disposition des chefs du service de santé dans les hôpitaux. J'ai vu à l'Hôtel-Dieu et en ville divers sujets sur lesquels la ventouse de M. Junod avait été employée sans que *jamais* il soit survenu aucun accident dépendant de leur application. Je crois que si l'emploi en était généralement adopté, il pourrait devenir une source d'économie considérable en diminuant le nombre des sangsues.

HORTELOUP.

Je me joins à mes collègues pour recommander à la bienveillance du conseil M. le docteur Junod dont le désintéressement m'est connu depuis longtemps. Il serait à désirer dans l'intérêt des malades que notre honorable confrère obtînt une indemnité qui lui permît de faire une plus large application d'un moyen de traitement qui a déjà rendu d'importants services. La ventouse de M. Junod me paraît d'ailleurs devoir amener une réduction dans les dépenses que nécessite le traitement d'un grand nombre de malades.

NELATON.

Le procédé de M. le docteur Junod constitue un des moyens les plus puissants de la thérapeutique ; il serait à désirer qu'on pût l'employer plus souvent dans les hôpitaux ; il y aurait avantage pour les malades et économie pour l'administration, la ventouse de M. Junod pouvant *souvent remplacer les sangsues.* Pour ceux qui, comme moi, ont fait fréquemment usage de l'appareil de M. le docteur Junod, il doit rester prouvé que c'est un moyen indispensable dans une foule de cas.

RICORD,
Chirurgien de l'hôpital du Midi.

Paris, 30 mars 1846.

Ayant eu plusieurs fois l'occasion d'observer les bons effets qui résultent de l'application de la ventouse du docteur Junod, dont l'utilité et l'économie, surtout pour les hôpitaux, paraissent ne plus pouvoir être mises en doute, je m'associe bien volontiers aux vœux de mes honorables collègues, afin de populariser et vulgariser de plus en plus l'usage de ce puissant moyen de guérison.

A. RICHER,
Chirurgien du bureau central.

Je me joins à mes honorables confrères pour recommander l'usage de la ventouse Junod dans les cas où il est utile de combattre une congestion sanguine, une hémorrhagie rebelle, sans cependant devoir affaiblir le malade par une saignée. J'ai eu l'occasion d'en faire usage dans des cas semblables, particulièrement contre une hémorrhagie de l'utérus qui avait longtemps résisté à tous les moyens, elle s'arrêta enfin après une seule application de la ventouse Junod.

GERDY.

6 avril 1846.

L'appareil de M. Junod étant d'une utilité incontestable, je pense que l'administration ferait une chose bonne et utile en favorisant son emploi dans les hôpitaux.

RAYER.

2 avril 1846.

Je partage la manière de voir de mes honorables confrères sur l'utilité de la ventouse de M, Junod, surtout dans de certaines maladies où il est besoin de déplacer la congestion ou d'arrêter un effort hémorrhagique.

JOBERT DE LAMBALLE.

J'ai souvent, dans les hôpitaux et en ville, fait usage de la grande ventouse inventée par M. le docteur Junod ; j'en ai retiré de notables avantages, sans que j'aie eu à lui attribuer le *moindre accident.* Je ne doute pas qu'un moyen thérapeutique doué d'une aussi grande puissance ne soit appelé à rendre dans l'avenir plus d'un service à l'art de guérir. Je me joins à tous mes collègues pour solliciter la bienveillance du conseil en faveur de l'inventeur, qui, pour propager ce moyen, a fait de grands sacrifices en conservant la dignité de la profession ; qui, pendant longtemps l'a appliqué dans les hôpitaux sur la demande des chefs de service, et cela sans rétribution et à titre onéreux. Je fais des vœux pour que M. Junod n'ait pas invoqué vainement la bienveillante justice du conseil.

LEGROUX.

M. Junod s'occupe, depuis seize ans, avec un grand désintéressement, de l'application de la grande ventouse ; j'ai eu occasion, depuis la même époque, de faire fréquemment usage de ce puissant moyen de dérivation, et n'ai eu qu'à m'en féliciter. M. Junod a des titres incontestables aux encouragements qu'il sollicite du conseil, et j'estime que c'est un véritable service à rendre à la ville de Paris que de populariser l'emploi de la ventouse Junod.

G. MONOD.

Je suis heureux de me joindre à mes collègues pour appuyer la demande de M. le docteur Junod, et je le fais avec d'autant plus de conviction, que j'ai plusieurs fois employé son appareil pour mes malades.

DEVERGIE.

1ᵉʳ avril 1846.

Je vois, d'après les attestations de mes collègues, qu'il y a réellement utilité pour les malades dans l'emploi et la propagation de la ventouse Junod. Je me joins donc à ces mêmes collègues pour prier l'administration d'être favorable à la juste demande de M. Junod.

VIDAL DE CASSIS.

Paris, 1ᵉʳ avril 1846.

Ayant employé plusieurs fois avec avantage la ventouse de M. Junod, je regarderais comme une bonne chose d'être mis à même de pouvoir user de ce moyen dans l'hôpital où je fais le service comme médecin.

BRIQUET.

2 avril 1846.

La réclamation de M. le docteur Junod me paraît de toute justice. Sa grande ventouse est un moyen utile qui, dans beaucoup de cas, ne peut être remplacé par aucun autre. Il peut suppléer dans certaines circonstances à l'application des sangsues. Je crois donc que ce moyen thérapeutique important doit être conservé dans la pratique civile et dans celle des hôpitaux où j'ai été plusieurs fois le témoin de ses bons effets.

GUERSANT.

Plus d'une fois, j'ai eu recours, avec de grands avantages, à la ventouse de M. le docteur Junod, dans ma pratique en ville. Souvent, j'ai regretté dans les hôpitaux de ne pouvoir en faire usage, particulièrement dans les cas de congestion cérébrale et de crachement de sang. Je m'estimerais heureux si mon témoignage pouvait contribuer au succès de M. Junod.

BLACHE.

3 avril 1846.

La ventouse de M. le docteur Junod est d'un puisssant secours dans certaines maladies ; c'est avec le plus vif intérêt que je recommande sa demande à MM. les membres du conseil, qui savent, comme moi que jusqu'à ce jour M. Junod s'est rendu à nos demandes avec le plus grand empressement et le plus grand désintéressement.

P. GUERSANT.

M. Junod a étendu avec la plus grande utilité pratique, l'application de la ventouse à la thérapeutique. M. Junod s'est toujours montré très-désintéressé et a prodigué ses soins aux pauvres. Il est temps enfin qu'il tire quelque parti de ses travaux. Il serait éminemment injuste d'employer son temps d'une manière gratuite, et rien ne serait plus équitable que de l'indemniser des peines qu'il prend dans l'intérêt des malades.

PIORRY.

Paris, 4 avril 1846.

L'usage des appareils de M. Junod peut rendre d'utiles services. Je fais des vœux bien sincères pour que MM. les membres du conseil en favorisent l'application dans les hôpitaux, surtout dans le cas où les autres moyens thérapeutiques ont échoué ; une telle faveur, du reste, me paraît bien méritée.

BLANDIN.

6 avril 1846.

Le zèle et le désintéressement de M. Junod sont connus. Un grand nombre de mes collègues et moi avons pu constater l'utilité de l'application de la grande ventouse dont il est l'inventeur.

GIBERT.

Paris, 7 avril 1846.

L'utilité de la ventouse imaginée par M. le docteur Junod est aujourd'hui reconnue de tous les praticiens qui en ont fait faire l'application. J'ai eu souvent, pour ma part, l'occasion de m'en servir avec avantage, principalement dans les congestions cérébrales et dans l'hémoptysie, et je n'ai jamais vu cette médication déterminer le *moindre accident*. Je ne crains pas de déclarer qu'il est un certain nombre de maladies dans lesquelles on ne saurait, sans inconvénient, remplacer la ventouse de M. Junod par un autre moyen, dans l'état actuel de la science. Sous ce point de vue, et en raison de l'économie que cette méthode de thérapeutique est susceptible d'apporter dans le traitement des maladies, il est à désirer que l'administration des hôpitaux veuille bien prendre en considération la demande de M. Junod, qui me paraît à la fois juste et utile.

A. NONAT.

Paris, 17 avril 1846.

Connaissant par expérience les effets salutaires de la ventouse de M. le docteur Junod, je suis persuadé qu'elle constitue un moyen de traitement efficace, et que, dans certaines circonstances graves, elle fournit au médecin des ressources dont la privation pourrait être fort regrettable.

Je pense, en conséquence, que, dans l'intérêt des malades, la demande de M. Junod mérite d'être prise en considération.

BARTHE.

Paris, le 18 avril 1846.

En appuyant la nouvelle demande de M. le docteur Junod, j'ajouterai à ce que j'ai dit précédemment, touchant les avantages de son procédé, et l'économie qui en résulte, que cette économie sera d'autant plus grande, que les moyens d'application seront rendus plus faciles. Il conviendrait peut-être qu'il en fût des appareils de M. Junod comme il en a été des appareils pour bains de vapeurs de M. Duval, avec cette différence toutefois que, les premiers exigeant de l'instruction et de l'expérience, M. Junod serait chargé d'en faire l'application.

HONORÉ.

Je me joins à mes confrères pour recommander à la bienveillance du conseil les moyens employés par M. Junod. Il peut avoir de bons résultats, même dans des cas désespérés, comme j'ai eu occasion de m'en convaincre à l'Hôtel-Dieu.

PIEDAGNEL.

J'ai employé plusieurs fois à Beaujon la ventouse de M. Junod ; il serait à désirer que l'emploi de ce moyen fût rendu facile dans les hôpitaux.

MARTIN SOLON.

Je me joins d'autant plus volontiers à mes collègues des hôpitaux pour appuyer la demande de notre confrère le docteur Junod, qu'indépendamment des avantages thérapeutiques très-grands et très-réels qu'on peut tirer de l'emploi de sa ventouse dans un grand nombre de cas, il en est quelques-uns où cet emploi est indispensable et de toute nécessité. Or, pour que leur application soit parfaite, elle doit être confiée à M. le docteur Junod, qui, donnant ainsi son temps et ses appareils, mérite de recevoir une rémunération. Je pense donc, avec mes collègues, que le conseil général des hôpitaux, qui est toujours mû par sa sollicitude pour les pauvres, rendrait un véritable service aux malheureux en mettant M. le docteur Junod à même de leur sacrifier une plus grande partie de son temps et de ses appareils.

PHILIPPE BOYER.

L'utilité de la grande ventouse est maintenant généralement admise. C'est un moyen qui ne peut être appliqué qu'avec prudence. Il vaut donc mieux que ce soit l'inventeur que tout autre qui soit appelé à exécuter les prescriptions des médecins sur ce point. Mais comme tout travail doit être rétribué, même lorsqu'il est fait dans l'intérêt des pauvres, si l'on veut qu'il soit profitable, il faut indemniser M. Junod convenablement. Comme je ne doute pas que le conseil général ne soit convaincu de cette nécessité, je recommande avec confiance la demande de M. Junod.

GENDRIN.

J'ai souvent regretté de n'avoir pas à ma disposition la ventouse inventée par M. Junod depuis que je l'ai vu heureusement appliquer à des malades de l'hôpital Necker. Je fais donc des vœux pour que le conseil général en facilite l'adoption, comme il l'a déjà fait pour la ventouse ordinaire. Il ne faut pas oublier que l'instrument de M. Junod remplit une indication *spéciale* et *urgente* qu'on cherche vainement dans tous les moyens que l'administration met à la disposition des médecins.

BRICHETEAU.

29 avril 1846.

Je me réunis bien volontiers aux opinions exprimées par mes honorables confrères, et je pense que les moyens du docteur Junod employés avec la prudence et la modération qui le caractérisent peuvent rendre des services signalés. Il est à ma connaissance que dans quelques cas qui ont été soumis à mon observation, ce genre de moyens a été d'une grande efficacité.

E. CHASSAIGNAC.

Paris, 27 avril 1846.

Je partage l'avis de mes honorables confrères sur l'utilité de la ventouse de M. Junod dans certains cas, et j'appuie, par cette raison, la demande au conseil.

LOUIS.

20 avril 1846.

J'ai depuis longtemps acquis, par expérience, une entière conviction sur l'importance de la grande ventouse de M. Junod; je prie donc MM. les membres du conseil général des hôpitaux, dont la philanthropie ne recule jamais devant les sacrifices utiles, de vouloir bien encourager le plus possible l'emploi de ce moyen.

ROBERT,
Chirurgien de l'hôpital Beaujon.

Tous les encouragements que l'administration des hôpitaux accordera à M. le docteur Junod tourneront au profit des malades.

BAUDELOCQUES.

L'usage que j'ai fait dans ma pratique particulière de la ventouse de M. Junod, et les avantages que j'en ai retirées dans le traitement de certaines affections mentales, me font vivement désirer que l'administration des hôpitaux procure à M. Junod les moyens de venir à Bicêtre faire l'application de sa méthode.

LEURET.

Il y a plus de douze ans que j'ai vu fonctionner pour la première fois la ventouse de M. Junod; et dès lors je ne doutais plus de sa grande efficacité toutes les fois qu'il s'agit d'opérer une puissante dérivation dans l'économie.

Depuis cette époque, l'expérience a pleinement justifié l'emploi de ce nouvel agent thérapeutique, sans que jamais, à ma connaissance, cet emploi dirigé par l'auteur ait déterminé le moindre accident.

Je pourrais citer ici plusieurs guérisons obtenues dans les divers services de clinique médicale dont j'ai été chargé en d'autres temps comme agrégé de la Faculté. Dans deux cas entre autres très-remarquables, il a fallu un très-grand nombre de séances, et ce n'est que par l'intelligente persévérance de l'auteur, dont le zèle et le désintéressement sont à toute épreuve, que ces guérisons ont été obtenues (1).

Frép. DUBOIS (d'Amiens.)

Je regarde l'emploi de la ventouse de M. Junod comme fort utile dans les cas de congestion sanguine et les hémorrhagies cérébrales et thoraciques. Je pense qu'on ne saurait trop faciliter leur administration.

BARON.

Frappé des services véritables rendus avec zèle et depuis tant d'années par M. le docteur Junod, je me fais un plaisir de me joindre à mes collègues des hôpitaux pour appuyer sa juste demande. J'ai la conviction que son appareil possède des avantages thérapeutiques incontestables, et je fais des vœux pour que l'administration, dans sa sollicitude pour nos indigents, favorise l'emploi de ce moyen. Pour ma part, je pense que dans la plupart des phlegmasies des vieillards, où le fait pathologique est un état congestionnaire, la grande ventouse de M. Junod est un moyen des plus efficaces, et que, dans un très-grand nombre de cas, il doit remplacer les saignées,

---

(1) M. Dubois fait allusion ici à un cas d'amaurose et à un autre cas de surdité jusque-là rebelle à tous les moyens; la première de ces deux malades, qui était affectée d'amaurose, après avoir été traitée en province par M. Courtois de Joigny, fut envoyée à Paris par ce médecin afin d'y être soumise à notre traitement. Après la trentième séance, la cécité était toujours aussi complète, toutefois sachant par expérience qu'il est des cas où les traitements les mieux dirigés font attendre leurs effets, je ne me laissai pas décourager, et ce n'est qu'après la cent vingtième séance que la guérison fut obtenue. Par une coïncidence particulière, le traitement de l'autre malade affectée de surdité réclama à peu près le même nombre d'applications hémospasiques.

les sangsues et les ventouses. En donnant son appui à cette méthode thérapeutique, l'administration fait tout à la fois le bien de nos malades et prépare pour l'avenir de grandes économies dans les dépenses des hôpitaux.

A. LABRIG.

Je me joins avec empressement à mes collègues pour recommander l'usage de la ventouse de M. le docteur Junod. L'introduction plus générale dans les hôpitaux de ce moyen puissant, dont les avantages sont aujourd'hui incontestablement reconnus, serait un bienfait pour les malades et une ressource précieuse pour les médecins.

M. CASENAVE.

La ventouse de l'honorable docteur Junod peut être de la plus grande utilité dans le traitement des maladies mentales, et particulièrement chez les déments paralytiques ; je serais heureux de posséder dans mon service un de ses principaux appareils, et je verrais avec le plus vif intérêt pour mes malades, ce praticien ingénieux et persévérant obtenir un service spécial dans nos hôpitaux.

Signé ; J. VOISIN.

Paris, 30 avril 1846.

Je me joins d'autant plus volontiers à mes collègues pour recommander la ventouse de M. Junod que j'ai eu l'occasion d'en constater plusieurs fois les bons résultats, particulièrement dans l'état cérébral qui accompagne les fièvres typhoïdes. Je pense de plus que cet appareil pourrait recevoir une application heureuse dans nos hôpitaux de vieillards où les congestions pulmonaires et encéphaliques se rencontrent si fréquemment, et qu'il épargnerait dans beaucoup de cas les émissions sanguines dont l'influence tend à rendre les convalescences plus lentes et plus pénibles. L'innocuité de ce moyen est du reste assez bien constatée pour que l'emploi n'en présente aucun inconvénient et puisse devenir usuel.

GILLETTE.

30 avril 1846.

Il résulte des déclarations de mes collègues et des observations que j'ai eu occasion de recueillir :

1° Que l'appareil de M. Junod possède des avantages thérapeutiques incontestables ;

2° Que cet appareil, souvent préférable aux saignées et aux autres ventouses, peut devenir une source d'économie en diminuant le nombre des sangsues ;

3° Que l'emploi de cet appareil n'a jamais été suivi d'accidents consécutifs ;

4° Que, par sa conduite modeste et désintéressée, M. Junod s'est acquis la bienveillance de tous ses confrères.

D'après toutes ces considérations, nous n'hésitons pas à appuyer la juste demande de M. Junod, et nous avons l'espoir que l'administration lui accordera une indemnité proportionnée au nombre des malades, au temps employé et aux dépenses qu'entraînent l'entretien et l'établissement de ses divers appareils.

GÉRARDIN.

Paris,— Typographie de H. V. DE SURCY et Cᵉ, rue de Sèvres, 57.